AF468832

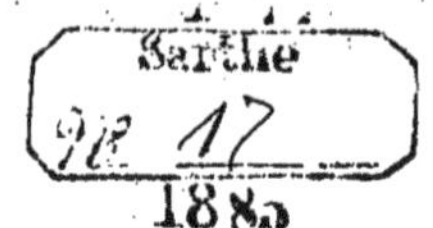


# CONTRIBUTION A L'ÉTUDE

DE LA

# LEUCOCYTHÉMIE

PAR

**Gustave MAREY**

Docteur en Médecine de la Faculté de Paris,
Ancien interne en Médecine et en Chirurgie des hôpitaux de Paris,
Ancien interne de l'hôpital Trousseau (Enfants-Malades),
Médaille de bronze de l'Assistance publique,
Lauréat de la Faculté de Médecine de Lille (1er prix 1878).

LE MANS
IMPRIMERIE ALBERT DROUIN
5, RUE DU PORC-ÉPIC, 5

1885

# CONTRIBUTION A L'ÉTUDE

DE LA

# LEUCOCYTHÉMIE



PAR

**Gustave MAREY**

Docteur en Médecine de la Faculté de Paris,
Ancien interne en Médecine et en Chirurgie des hôpitaux de Paris,
Ancien interne de l'hôpital Trousseau (Enfants-Malades),
Médaille de bronze de l'Assistance publique,
Lauréat de la Faculté de Médecine de Lille (1er prix 1878).

LE MANS

IMPRIMERIE ALBERT DROUIN

5, RUE DU PORC-ÉPIC, 5

—

1885

# CONTRIBUTION A L'ÉTUDE

DE LA

# LEUCOCYTHÉMIE

---

## AVANT-PROPOS

---

Pendant notre année d'internat à l'hôpital Necker, nous avons eu l'occasion d'observer dans le service de M. Gingeot, qui suppléait alors MM. Rigal et Rendu, un cas de Leucocythémie qui nous a offert des particularités assez remarquables à différents points de vue. Cela nous a engagé à en faire le sujet de ce travail. Avant d'aller plus loin, nous tenons à remercier notre maître M. Merklen et nos chers collègues et amis Condoléon et Jouliard, de leur bienveillant concours. Nous remercions aussi M. le professeur Potain de nous avoir fait l'honneur d'accepter la présidence de notre thèse.

Depuis la découverte à peu près simultanée de cette affection par Bennett et Virchow, on a élucidé bien des points de son étude qui étaient d'abord inconnus. C'est ainsi que la Leucocythémie et l'adénie considérées encore par Trousseau comme deux maladies distinctes furent ensuite envisagées, comme étant l'expression d'une même espèce morbide, diathèse lymphogène ou lymphadénie. Elles différaient seulement l'une de l'autre en ce que dans la première les globules blancs du sang subissaient une augmentation de nombre plus ou moins considérable, tandis que dans la seconde leur quantité restait normale. Mais elles étaient unies par un lien commun, l'hypergenèse de l'élément lymphatique. Tout d'abord on pensa que cette hypergenèse ne pouvait se produire que dans les ganglions lymphatiques et dans la rate. On reconnut, peu à peu, que l'intestin, la moelle des os, les amygdales, la peau, le foie, les reins, les séreuses et même l'encéphale pouvaient également en être le siège. Demange, dans son excellente thèse parue en 1874, s'efforça de grouper ces différentes productions comme on l'avait fait pour la Leucocythémie et l'adénie.

En 1879, parut dans les *Archives* un travail de MM. Terrillon et Monod sur les lymphadénômes du testicule.

En 1881, Choiseau fit une étude d'ensemble sur les lymphadénômes du tissu cellulaire sous-cutané.

Il y a 2 ans enfin, Variot, étudiant la question au point de vue pathogénique, a cherché à démontrer que les lésions viscérales n'ont pas une action immédiate sur le développement de la leucocytôse, mais seulement une influence médiate en altérant profondément la composition du plasma.

Nous avons eu pour but dans ce travail d'envisager certains côtés étiologiques, anatomo-pathologiques et cliniques de la Leucocythémie et de passer en revue les principaux faits dont s'est enrichie dans ces dernières années l'étude de cette affection.

Nous avons pensé qu'il ne serait pas inutile d'insister quelque peu en commençant sur l'anatomie et la physiologie des globules blancs dont l'excès dans le sang constitue la caractéristique de la maladie qui nous occupe.

---

## CHAPITRE PREMIER

# DES GLOBULES BLANCS

---

Ces globules que l'on trouve dans tout le système lymphatique et dans le sang apparaissent au microscope sous forme de petits corps arrondis, d'une coloration blanchâtre et uniformément troubles. Si l'on ajoute à la préparation un peu d'eau ou mieux encore d'acide acétique, le ou les noyaux de ces cellules apparaissent nettement.

Les globules blancs ont un volume très variable qui varie entre 5 et 20 $\mu$., d'où leur division en globulins et en globules vrais. Les premiers ont été considérés à tort comme étant le noyau des seconds. Dans la Leucocythémie, ce sont tantôt les globulins, tantôt les globules vrais qui prédominent dans le sang ; Virchow avait pensé que dans le premier cas l'affection avait une origine ganglionnaire et dans le second une origine splénique ; on rencontra ensuite des faits qui devaient renverser cette opinion. Les globules blancs du sang proviennent des cellules lymphatiques qui présentent les mêmes caractères microscopiques. Elles sont douées d'une activité assez considérable qui se manifeste par des échanges chimiques incessants et par des mouvements amiboïdes de leur protoplasma. La chaleur et l'oxygène augmentent cette activité. Lorsqu'elles meurent, au contraire, sous l'influence du froid et de la privation d'air, leurs mouvements amiboïdes disparaissent, leur noyau et leurs granulations apparaissent nettement, et les matières colorantes les pénètrent immédiatement.

Les cellules lymphatiques ont diverses origines, mais il semble que ce soit dans les ganglions lymphatiques qu'elles se développent en plus grande abondance. Ces ganglions se composent de 2 parties essentielles, un système caverneux dans lequel circule la lymphe et un système folliculaire pourvu d'un fin réseau capillaire; cette substance folliculaire est l'endroit le plus favorable à leur reproduction; car la circulation sanguine y est très active et nous savons que l'oxygène augmente l'activité des cellules lymphatiques; les cellules qui se forment dans les ganglions sont des globulins, elles ont peu de protoplasma, ce qui plaide en faveur de leur formation récente.

Les cellules lymphatiques tirent encore leur origine de la rate; celle-ci est en effet constituée par un tissu réticulé plus serré au niveau des corpuscules de Malpighi et dans les mailles duquel se voient de nombreux éléments lymphatiques; le système caverneux du ganglion est remplacé ici par le réseau veineux très serré de la pulpe splénique, et il est probable que les cellules peuvent passer directement dans ces veinules.

Il se produit aussi des globules blancs dans tous les points où existe le tissu conjonctif adénoïde de His, dont les ganglions et la rate ne sont en somme que des dérivés. Ce tissu est formé de cellules conjonctives munies de prolongements très nombreux qui s'anastomosent les uns avec les autres pour former un reticulum. Dans les mailles de ce reticulum se voient de nombreuses cellules lymphatiques.

Ces cellules se multiplieraient aussi par scissiparité, et d'après Ranvier, d'autres proviendraient des cellules du tissu conjonctif qui deviendraient mobiles; il est certain qu'on en trouve dans les mailles du tissu conjonctif ordinaire et des lymphomes se produisent parfois aux dépens de ce tissu. Telles sont les origines probables des globules blancs, nous disons probables, car quelques-unes ne sont pas encore prouvées d'une manière bien certaine.

Que deviennent ces éléments une fois formés? Il est à peu près démontré qu'ils se transforment en globules rouges.

D'après M. Hayem, cette transformation se fait par l'intermédiaire des hématoblastes, petits corps sphériques ou anguleux de 1 à 3 $\mu$, qui apparaissent dans le sang dans les intervalles laissés libres par l'empilement des globules rouges; ils naîtraient au sein du protoplasma des leucocytes et deviendraient microcytes avant d'être globules rouges parfaits.

D'un autre côté, on a trouvé des éléments de transition entre les leucocytes et les hématies, dans la rate (cellules colorées à noyau de la rate) (Bizzozero, Salvioli, Malassez), et dans la moelle des os (cellules orangées de la moelle) (Rindfleisch). Erb, Klebs et Neumann ont trouvé des globules rouges à noyau dans le sang des leucocythémiques, et tout récemment notre collègue Giraudeau en a trouvé dans la rate et dans le sang d'un même leucocythémique. Tous ces faits sont favorables à l'évolution des globules blancs en globules rouges.

D'après Pouchet, le leucocyte ne passe pas à l'état d'hématie; tous deux naissent d'un même élément qu'il appelle noyau d'origine et qui devient ensuite l'un ou l'autre.

Telles sont les données que nous possédons sur l'existence et l'évolution des globules blancs. Bien des incertitudes règnent encore sur ce sujet, et il n'est pas étonnant que la nature intime et la pathogénie de la Leucocythémie soient encore si mal connues.

---

## CHAPITRE II

# CONSIDÉRATIONS ÉTIOLOGIQUES

### SUR LA LEUCOCYTHÉMIE

---

Cette affection se développe parfois d'une façon absolument spontanée; on la rencontre alors chez des individus robustes, qui ne sont soumis à aucune tare diathésique et qui n'ont jamais fait d'excès, alcooliques ou autres. Le premier symptôme qui ait attiré leur attention est la perte de l'appétit et des forces, l'essoufflement au moindre exercice; ou bien c'est l'existence d'un ganglion hypertrophié, indolent et roulant sous le doigt, dont ils s'aperçoivent par hasard. Aucun antécédent héréditaire ni personnel, tel est le commencement d'un assez grand nombre d'observations de Leucocythémie; d'autres fois, au contraire, une cause déterminante est signalée, et il nous semble même qu'elle ferait moins souvent défaut, si les antécédents pathologiques étaient mieux recherchés dans tous les cas. Nous allons passer en revue les principales de ces causes déterminantes.

### 1° Scrofule et Leucocythémie.

L'existence antérieure d'accidents scrofuleux n'est pas si rare qu'on pourrait le penser au premier abord.

MM. Jaccoud et Dieulafoy, dans leurs traités de pathologie interne, nient tout rapport entre les deux affections; il nous semble que c'est là une opinion trop absolue, comme nous allons essayer de le prouver d'après les faits suivants :

## OBSERVATION I (Personnelle.)

*Adénite suppurée d'origine scrofuleuse; Leucocythémie consécutive*

Thomas Jean, âgé de 24 ans, garçon marchand de vins, entre à l'hôpital Necker, le 27 août 1884.

*Antécédents héréditaires.* — Les parents sont bien portants. Un frère mort à 2 ans, une sœur de 21 ans bien portante.

*Antécédents personnels.* — Quelques manifestations scrofuleuses dans l'enfance; gourme du cuir chevelu. Depuis, sa santé a été bonne jusqu'au mois de février de l'an dernier. A ce moment, il entra à l'hôpital de la Charité pour une adénite parotidienne suppurée. M. Berger, au dire du malade, fit le diagnostic d'adénite strumeuse. L'abcès a été ouvert et gratté, et le malade soumis à un traitement par l'huile de foie de morue et le sirop d'iodure de fer.

L'attention n'a pas été attirée à ce moment du côté des autres organes lymphoïdes. Le malade nous assure qu'il n'éprouvait alors ni palpitations ni essoufflement.

Il quitta l'hôpital au bout de 4 mois et reprit son métier de garçon marchand de vins qu'il exerçait depuis 3 ans.

Pas d'alcoolisme. Pas de syphilis antérieure.

Il y a environ 3 mois, en descendant à la cave, il fit une chute et se contusionna fortement la tête, surtout la région fronto-pariétale du côté droit, où nous constatons encore une ecchymose et de la tuméfaction. Cela ne l'a pas empêché de continuer son travail, et il n'a éprouvé sur le moment aucun trouble sérieux.

Un mois plus tard, début des accidents pour lesquels il entre à l'hôpital.

Perte progressive de l'appétit et des forces; amaigrissement et au moindre effort, palpitations et essoufflement; le soir léger œdème péri-malléolaire.

A plusieurs reprises, il eut des épistaxis et très souvent il saignait des gencives.

Quelque temps après le début de ces accidents, il vit apparaître sur la partie antérieure et supérieure de la poitrine une trentaine de taches vineuses.

*Etat actuel.* — Garçon de complexion moyenne. Figure légèrement bouffie. Teinte cireuse de la peau. Muqueuses décolorées.

L'attention est immédiatement attirée du côté de la rate et des organes lymphoïdes.

La rate volumineuse descend obliquement jusqu'à 2 centimètres de l'ombilic; elle mesure 20 centimètres de longueur sur 10 de largeur.

Le foie déborde légèrement les fausses côtes.

Tous les ganglions appréciables par le toucher sont tuméfiés; tels sont les ganglions sous-maxillaires, carotidiens, occipitaux, axillaires, inguinaux, et même le ganglion sus-épitrochléen.

La pointe du cœur bat dans le quatrième espace. Souffle systolique de la base. Bruit continu avec renforcement dans les vaisseaux du cou.

Légère ecchymose sous-conjonctivale de la paupière inférieure droite; une autre plus petite sous la paupière supérieure du côté opposé.

Légère ecchymose au niveau de l'arcade zygomatique.

Sur la partie antérieure de la poitrine se voit une éruption de taches au nombre d'une trentaine dont les dimensions varient entre le volume d'une tête d'épingle et celui d'une pièce de cinquante centimes. Quelques-unes de ces taches font une légère saillie et elles ont une coloration jaune cuivrée absolument analogue à la coloration de certaines syphilides. Cette éruption remonte à 2 mois 1/2 environ.

De plus, il existe trois petites tumeurs situées l'une au-devant de l'articulation sterno-claviculaire droite, l'autre à la face supérieure et interne de la jambe droite, la troisième à la région dorsale. Ces tumeurs assez dures sont d'une couleur violacée; elles sont situées dans la peau que l'on ne peut plisser au devant d'elles, elles glissent sur le tissu cellulaire sous-cutané, leur volume égale celui d'une noix.

Depuis quelques jours, toux sans expectoration.

Rien d'appréciable par l'auscultation.

Pas d'albumine dans les urines.

Surdité plus prononcée à droite depuis 1 mois environ.

*Examen du sang.* — Nous avons immédiatement recueilli une goutte de sang pour l'examiner au microscope. Cette goutte étalée sur une lame de verre et examinée montre l'existence d'un grand nombre de globules blancs. Nous avons énuméré ces globules sur plusieurs champs successifs et nous en avons trouvé une moyenne de 25 par champ.

Nous nous proposions de faire un examen plus complet du sang avant de soumettre le malade au traitement par le phosphore, récemment employé en Angleterre, avec succès, par Broadbent. En attendant, M. Gingeot prescrivit des douches et un traitement tonique. Deux jours après, le malade était pris de point de côté, avec fièvre et dyspnée intense et nous constations du côté droit l'existence d'une pleuro-pneumonie. Potion alcoolique et ventouses sèches.

Enfin, notre malade mourut le soir du 16 septembre, après avoir présenté une dyspnée de plus en plus intense.

*Autopsie* faite le 18 septembre (36 heures après la mort).

L'autopsie a été forcément incomplète par suite de la décomposition commençante du sujet.

Nous avons pu heureusement enlever presque immédiatement les parties du tégument que nous désirions soumettre à l'examen microscopique.

A l'ouverture de la paroi thoracique se voient des hémorrhagies dans l'intérieur des muscles de cette paroi, correspondant aux points où avaient été appliquées les ventouses. Ces hémorrhagies sont plus abondantes dans le muscle grand pectoral.

La plèvre droite contient 1 litre 1/2 de liquide sanguinolent et à la surface du poumon droit il existe des fausses membranes fibrineuses.

Les lobules pulmonaires sont nettement délimités à droite par des lignes noirâtres, les uns sont violacés, les autres rouges à leur surface.

Le poumon ne crépite plus dans ses 2/3 supérieurs; à la coupe il a un aspect marbré, mais on n'y observe pas les granulations de la pneumonie fibrineuse. Coupé par petites tranches, il va immédiatement au fond de l'eau. A gauche, on retrouve les mêmes lésions dans une toute petite étendue de la partie moyenne du poumon. En somme, nous nous trouvons ici en présence de lésions bronchopneumoniques.

Les ganglions du médiastin sont hypertrophiés surtout les intertrachéo-bronchiques du côté droit, sans toutefois qu'ils arrivent à comprimer la bronche correspondante.

Le corps thyroïde est dur et augmenté de volume ; à la coupe, il crie sous le scalpel.

Nous n'avons pas trouvé de caillots dans les vaisseaux pulmonaires, pas d'hémorrhagies ni de lymphomes dans l'épaisseur des poumons.

Le cœur est décoloré mais sain. Il existe dans le cœur droit un caillot couleur lie de vin, parsemé de taches d'un blanc grisâtre dues à des accumulations de globules blancs. Ce caillot ne se prolonge pas dans l'artère pulmonaire.

Le foie pèse 1,650 grammes, il est verdâtre à la surface par suite de la décomposition. A la coupe, il présente une coloration uniforme d'un rouge jaunâtre. Nulle part trace d'hémorrhagies ni de lymphomes.

La rate est augmentée de volume, mais pas autant qu'elle le paraissait pendant la vie; il semble qu'elle ait subi une réduction dans les derniers jours. Elle pèse 560 grammes.

Sa consistance est accrue. A la coupe ses tractus fibreux sont plus accentués. Elle a un aspect marbré, constitué par des parties verdâtres qui tranchent sur un fond rouge. Ces parties verdâtres sont dues probablement à la décomposition.

Rien à noter dans le tube digestif.

Les ganglions mésentériques sont légèrement augmentés de volume.

Les reins sont sains ainsi que les testicules,

Les ganglions lymphatiques sont volumineux; mais comme la rate, il semble qu'ils aient subi une réduction dans les derniers jours. Ils sont tous blanchâtres à la coupe et laissent écouler par le râclage un suc lactescent. Aucun d'eux n'est le siège d'infarctus hémorrhagique.

En détachant les parties molles de la voûte du crâne, nous voyons une suffusion sanguine très étendue dans le tissu cellulaire sous-épicrânien.

La table externe des os du crâne a subi une usure sur une très grande étendue, surtout au niveau des régions pariétales. Il existe aussi une suffusion sanguine, large comme une pièce de deux francs, dans l'épaisseur de la dure-mère du côté droit et la table interne du crâne est détruite en partie dans le point qui correspond à cette petite hemorrhagie.

La substance cérébrale est saine.

Nous avons trouvé enfin une otite moyenne suppurée bilatérale. Nous reviendrons plus en détail sur cette lésion dans un autre chapitre.

Après avoir été traités successivement par l'alcool absolu et par la gomme, les lambeaux de peau ont été soumis à l'examen microscopique. Des coupes minces colorées par le picro-carmin et passant par les points où siégeaient les taches que nous avons décrites, nous ont montré que ces taches étaient constituées par des amas de globules sanguins; des globules blancs s'y voient en assez grande quantité, mélangés aux globules rouges. Ces petites hémorrhagies siégeaient dans la couche la plus superficielle du derme.

Les parties de la peau formant tumeur étaient constituées également par des amas de globules rouges et blancs qui s'étaient infiltrés dans l'intervalle des faisceaux fibreux de la couche la plus profonde du derme. On ne découvre dans ces tumeurs aucune trace de reticulum lymphatique.

En résumé, hémorrhagies cutanées, les unes étendues en lames très minces dans la partie la plus superficielle du derme, les autres formant tumeur à sa partie profonde, telles sont les lésions de la peau que nous avons trouvées chez notre malade.

Cette observation nous a paru digne d'intérêt à plus d'un titre. Pour le moment, nous n'appellerons l'attention que sur le côté étiologique. Nous voyons dans ce cas un jeune homme ayant eu des accidents scrofuleux dans l'enfance et une adénite scrofuleuse suppurée, être pris d'accidents leucocythémiques. Nous nous sommes tout d'abord demandé s'il n'y avait pas une simple coïncidence entre les deux affections. Mais nous avons rejeté cette hypothèse et nous avons admis l'influence déterminante de la scrofule, parce que l'adénite scrofuleuse a précédé de près l'hypergenèse du tissu lymphoïde et la production en excès des globules blancs dans le sang et parce que nous avons eu la bonne chance de pouvoir relever des faits semblables dont nous allons passer en revue les plus probants.

### OBSERVATION II (Inédite.) (Communiquée par notre collègue JOULIARD.)

*Leucocythémie survenue à la suite d'une adénite scrofuleuse.*

Lebegue Emilie, âgée de 23 ans, couturière, est amenée par sa mère, le 27 juillet 1884, à l'hôpital Saint-Louis.

Parents bien portants.

Dans son enfance, elle a eu la gourme et des maux d'yeux. Elle a été réglée tard et difficilement. Règles irrégulières et peu abondantes.

Il y a 2 ans, la santé était assez bonne lorsqu'elle fit une fausse couche de 4 mois, probablement à la suite de manœuvres abortives. C'est à ce moment qu'elle a commencé à perdre l'appétit, à maigrir, que son teint est devenu terreux et qu'une tumeur est apparue dans la région sous-maxillaire du côté droit. Cette tumeur a suppuré pendant longtemps, en même temps que d'autres se développaient d'abord au cou puis dans l'aisselle et dans les aines.

*Etat actuel.* — A la région sous-maxillaire et cervicale de chaque côté, existent deux tumeurs grosses comme le poing. La peau qui les recouvre est normale excepté du côté droit à l'endroit qui a suppuré. Là existe une cicatrice entourée par une zône de peau violacée. Ces tumeurs de consistance dure sont complètement indolentes ; il en existe d'autres qui présentent les mêmes caractères dans l'aisselle droite et dans les régions inguinales. Ceci nous conduit immédiatement à faire l'examen du sang et nous trouvons un globule blanc pour 10 globules rouges, proportion environ 30 fois plus forte qu'à l'état normal.

La rate est un peu augmentée de volume. Toux légère. Essoufflement. Rien d'appréciable par l'auscultation.

Pâleur. Souffles vasculaires dans les vaisseaux du cou.

La malade est envoyée au bord de la mer et soumise à un traitement tonique par l'huile de foie de morue et le sirop d'iodure de fer

Elle nous revient au bout de 3 mois, notablement améliorée. Pâleur moindre, forces revenues en partie. Les tumeurs sont restées stationnaires, mais la proportion des globules blancs par rapport aux rouges est toujours la même.

Cette observation nous semble prouver mieux encore que la précédente qu'une adénite scrofuleuse a été le point de départ de la Leucocythémie; il n'y a pas eu, en effet, d'intervalle entre la suppuration du ganglion sous-maxillaire et le développement des autres ganglions: il semble que cette suppuration ait été l'épine qui a provoqué l'hyperplasie du tissu lymphoïde dans le reste du système ganglionnaire.

Nous avons relevé une troisième observation analogue qui a été publiée par Mosler dans les *Archives de Virchow* de 1872. Nous allons la reproduire assez longuement, car elle nous a paru très concluante :

OBSERVATION III (Résumée.) — (Mosler, Virchow's *Archiv*. 1872.)

*Ganglions scrofuleux survenus après la rougeole; Leucémie générale; Mort.*

Albert Schulz, 5 ans, reçu le 1er décembre 1871, dans notre hôpital.

Mère saine. Père scrofuleux dans sa première enfance.

A 9 mois, glande au cou ; elle fut ouverte par un médecin et ne guérit qu'après une assez longue suppuration.

A 2 ans, rougeole ; à la suite tumeurs ganglionnaires du cou qui s'accrurent rapidement. En même temps pâleur, perte des forces, perte de l'appétit et diarrhée. Toux pénible.

Etat actuel : Hypertrophies ganglionnaires dans les régions cervicales sus et sous claviculaires, axillaires et inguinales. Du côté droit du cou, elles forment une tumeur grosse comme une tête d'enfant, ramollie à sa partie supérieure et recouverte à ce niveau par une peau rougie. Elle est formée de tumeurs plus petites, du volume d'un œuf de pigeon. Toutes les autres tumeurs sont très dures.

Apathie. Fréquents maux de tête, léger degré de surdité.

Dilatation des deux pupilles ; un peu de diplopie à cause d'un léger strabisme divergent de l'œil droit.

Pas d'appétit. Diarrhée. Tympanisme abdominal qui empêche de déterminer les limites du foie et de la rate.

Urine jaune clair sans albumine ni pigment biliaire.

Pouls à 124, petit et faible.

Dyspnée. Catarrhe humide avec secrétion muqueuse. Globules blancs de petites dimensions dans la proportion de 1 pour 30 globules rouges.

Traitement tonique.

Les glandes du cou allèrent en augmentant considérablement, en même temps que d'autres apparurent dans la région sous-occipitale du côté gauche et dans le médiastin. Matité dans la région sous-claviculaire et dans la fosse sous-épineuse du côté droit et faiblesse respiratoire très grande au même niveau.

Bientôt apparurent des sueurs profuses, de l'anasarque, une dyspnée progressive et le petit malade mourut le 6 janvier au milieu des symptômes de l'œdème pulmonaire aigu. Notons que le pouls fut toujours très accéléré oscillant entre 120 et 160 pulsations par minute.

L'autopsie pratiquée 4 heures après la mort révèle les lésions suivantes :

Contre la paroi postérieure du sternum, ganglions atteignant la grosseur d'un haricot. Un peu de liquide trouble et blanchâtre dans la plèvre droite. Au hile des poumons nombre considérable de ganglions ; œdème pulmonaire sans tubercules ; et quelques noyaux gris gros comme des pois dans le parenchyme pulmonaire.

50 grammes d'un liquide jaune clair dans le péricarde ; dans le cœur, caillots grisâtres, avec des noyaux blancs dans l'oreillette droite, teinte laiteuse de l'endocarde.

300 à 350 gr. de liquide blanchâtre dans le péritoine.

Rate : 10 centimètres sur 6, consistance ferme et couleur rougeâtre, sur ce fond rouge se voient un grand nombre de noyaux fermes d'un gris jaunâtre.

Gros ganglions au hile du rein gauche. Reins agrandis surtout aux dépens de leur substance corticale. Noyaux d'une consistance ferme et d'un jaune sale dans leur parenchyme.

Canal cholédoque entouré d'un gros ganglion qui cependant ne gêne pas le cours de la bile. Glandes iléo-cœcales et mésentériques volumineuses. Liquide laiteux et ténu à la coupe ; dans le mésentère, conduit lymphatique visible à l'œil nu sous forme d'un cordon blanchâtre.

Au cou, les tumeurs ganglionnaires englobent les sterno-mastoïdiens ; elles adhèrent à la peau et sont d'un gris jaunâtre à la coupe. Elles se prolongent dans le thorax et englobent le nerf vague du côté gauche.

Les ganglions axillaires et inguinaux sont denses et d'un gris pâle.

En arrière du trou optique droit, tumeur inégale et bosselée de la grosseur d'une petite cerise, jaunâtre, assez ferme et revêtue d'un réseau vasculaire.

Dans cette observation, nous voyons un enfant scrofuleux ayant été atteint d'adénite suppurée pendant un temps assez long succomber en fin de compte aux suites d'une Leucocytémie. Delrieu signale aussi dans sa thèse l'observation d'un malade leucocythémique qui eut deux ans auparavant une adénite cervicale suppurée de nature scrofuleuse.

Enfin, Isambert dans son relevé personnel qui comprend 41 cas, signale trois fois la scrofule dans les antécédents, sans préciser toutefois le genre d'accidents ni l'époque de leur apparition.

Il n'est donc pas permis de dire que la scrofule n'a aucun rapport avec la Leucocythémie. Et cependant, ces deux maladies sont essentiellement différentes ; elles le sont d'abord au point de vue clinique : les ganglions strumeux présentent une grande tendance à la suppuration, ils deviennent alors douloureux, adhérents entre eux et à la peau qui les recouvre, celle-ci rougit et s'amincit de plus en plus ; le pus se fait jour au dehors, la suppuration dure longtemps, et dans les points qui ont suppuré, la peau présente ces cicatrices bien connues sous le nom d'écrouelles.

Les ganglions de la Leucocythémie restent indolents, la peau qui les recouvre ne présente aucune rougeur et si elle s'ulcère, c'est à une période avancée, alors que la tumeur a acquis un volume considérable et a usé la peau par distension.

Ces deux affections présentent une telle différence qu'il est facile de démêler les symptômes qui reviennent à chacune d'elles et de ne pas les confondre. Si l'on s'en rapporte au petit nombre de faits que nous avons relevés on voit que la Leucocythémie qui survient dans ces conditions frappe des individus jeunes, plus jeunes que les individus atteints de cette maladie dans les conditions ordinaires. Au lieu de 25 à 35 ans, âge moyen, les sujets frappés avaient de 5 à 24 ans. Dans tous ces cas, nous voyons la scrofule se manifester par des adénites suppurées, cette suppuration, après avoir duré assez longtemps devient le point de départ de l'hypertrophie ganglionnaire généralisée, en même temps que les globules blancs augmentent dans le sang.

La Leucocythémie des scrofuleux présente-t-elle quelque chose de particulier comme symptômes ou comme évolution? Nous répondrons à cette question par la négative; la proportion des globules blancs a varié de 1 pour 10 à 1 pour 30. L'hypertrophie ganglionnaire était constituée par du lymphadénôme pur dans nos deux premières observations, tandis que dans le cas de Mosler elle se rapprochait plutôt du lymphosarcôme; dans ce cas les ganglions ont subi vers la fin un accroissement rapide et considérable, se comportant comme les tumeurs malignes; dans l'observation I, au contraire, ils ont plutôt diminué; dans l'observation II, ils ont subi, à un certain moment, un temps d'arrêt dans leur évolution. Il y avait enfin dans notre première observation une tendance aux hémorrhagies qui faisait défaut dans les autres cas. Par conséquent, la Leucocythémie qui succède à la scrofule est aussi variable dans ses manifestations et dans sa marche que lorsqu'elle survient spontanément.

## 2° Impaludisme et Leucocythémie.

Nous avons recherché également s'il n'existait pas quelque rapport entre ces deux affections. Les auteurs sont loin d'être d'accord sur ce sujet. MM. Jaccoud et Dieulafoy le nient, comme ils l'ont déjà fait pour la scrofule. Il nous semble cependant que la Leucocythémie a succédé assez souvent à des accidents d'impaludisme, fièvre intermittente ou cachexie, pour qu'on doive y voir autre chose qu'une simple coïncidence.

Dans les deux relevés de Vidal et d'Isambert, comprenant un total de 73 observations, la maladie a succédé immédiatement dans deux cas à des accès de fièvre intermittente; dans six cas, elle lui a succédé à un intervalle assez rapproché, variant entre un et trois ans; dans quatre autres cas enfin, les accidents d'impaludisme étaient trop éloignés pour pouvoir être mis en cause.

Dans la thèse de Bally, nous trouvons sur cinq cas des accès intermittents signalés deux fois, deux ans et un an avant l'apparition de la Leucocythémie.

Mosler a vu quatre fois sur 132 la fièvre intermittente être la cause déterminante de cette affection. Kœlsch a cherché à déterminer comment se conduisent les accès intermittents et la cachexie paludéenne vis-à-vis de la proportion des globules blancs ; il a vu que dans les accès simples, les globules blancs diminuent dans le sang du tiers, de la moitié et plus pour revenir ensuite à l'état normal. La diminution est rapide et continue, tandis qu'il faut de 15 à 48 heures pour que le rapport physiologique soit rétabli. Pendant les accès pernicieux, au contraire, il y a augmentation numérique des globules blancs.

Dans la cachexie paludéenne les globules blancs sont fort diminués et ne tendent à revenir aux environs de la normale que lorsqu'on réduit le volume de la rate au moyen de l'électrisation.

Si nous en exceptons les accès pernicieux, nous voyons en somme que la malaria et la lymphadénie agissent d'une façon absolument inverse sur la production des globules blancs.

De plus, la grosse rate de l'impaludisme est caractérisée surtout par l'hypertrophie de son tissu fibreux la grosse rate de la lymphadénie par l'hyperplasie de l'élément lymphatique.

Si différentes qu'elles paraissent dans leurs manifestations, il n'en est pas moins vrai que la malaria aboutit moins rarement qu'on ne le pense à la Leucocythémie, sans que nous sachions en vertu de quelles modifications.

## 3° Traumatisme et Leucocythémie.

M. de Chappelle, dans sa thèse parue il y a quatre ans, concluait que le traumatisme ne peut amener par lui-même la Leucocythémie, mais qu'il peut réveiller cette maladie, alors qu'elle était latente et n'attendait qu'une occasion pour se développer. Notre observation I vient à l'appui de cette opinion ; nous voyons les accidents se réveiller chez ce malade un mois après une chute grave sur la tête. Mosler a signalé les coups portant sur les os comme produisant plus particulièrement la Leucocythémie et Virchow l'a vue survenir à la suite d'une fracture de la cuisse. On a vu aussi l'affection qui nous occupe survenir à la suite d'une ostéomyélite développée chez un amputé, ou bien à la suite d'une contusion de la rate comme dans le fait de Mosler dont voici le résumé :

OBSERVATION IV (Résumée). — Mosler, *Virchow's Archiv.*, 1872.

*Leucémie consécutive à une fièvre intermittente et à un traumatisme.*

Ferdinand B..., 44 ans, entre à notre hôpital le 12 janvier 1872.

Antécédents : à 20 ans, fièvre intermittente.

A 36 ans, nouvelle fièvre très violente.

En juin 1871, chute de cheval sur le côté gauche, forte contusion et à la suite apparition d'une tumeur dans l'hypochondre gauche.

Toux forte et sueurs nocturnes pendant cet hiver

Etat actuel :

Pâleur considérable.

Apathie. Maux de tête. Rétinite leucémique.

Rate très volumineuse ; 25 centimètres de longueur.

Surface lisse.

Foie dur, mesure 12 centimètres dans la ligne mamelonnaire.

Pas de glandes au cou.

Le sang renferme un tiers de globules blancs petits et grands.

Matité, respiration nulle et râles fins dans la fosse sus-épineuse droite. Crachats muco-purulents.

Mosler admet que dans ce cas la formation exagérée de leucocytes dans la rate et leur transport par la veine splénique ont eu pour cause déterminante le traumatisme sur la rate elle-même.

Quant à l'influence inverse de la leucocythémie sur les traumatismes elle est bien connue ; on sait que les traumatismes sont très graves chez ces malades par suite de l'écoulement sanguin qu'ils déterminent en grande abondance. Nous voyons chez notre premier malade que des hémorrhagies intra-musculaires assez considérables se sont produites dans les points où avaient été appliquées les ventouses sèches, aussi devra-t-on chez de tels sujets éviter toute opération, même la plus insignifiante.

## 4° Alcoolisme et Leucocythémie.

Isambert a signalé des excès alcooliques antérieurs, dans 6 cas sur 73. En 1877, Ollivier, médecin adjoint de l'hospice de Rouen, a fait une communication à la Société médicale des hopitaux sur ce sujet. L'observation qu'il cite est doublement intéressante ; des excès alcooliques ont été cause chez son malade d'une lymphadénie ganglionnaire généralisée, et c'est au bout de 20 ans seulement que celle-ci s'est compliquée d Leucocythémie. Cette dernière, une fois apparue a précipité la marche de la maladie qui s'est terminée par la mort au bout de peu de temps.

## 5° Syphilis et Leucocythémie.

La syphilis produit toujours une augmentation temporaire des globules blancs du sang et une diminution des globules rouges. Les symptômes d'anémie sont précoces ; précédant habituellement les accidents secondaires, ils vont en progressant et deviennent bien accusés un peu plus tard. Quant à la Leucocythémie vraie, il est assez rare qu'elle soit consécutive à la syphilis; cependant le fait existe.

Isambert la mentionne sans aucun autre détail dans 2 cas sur 73. Mosler, en a publié un cas très probant, et nous allons nous-même en exposer une observation que nous devons à l'obligeance de notre maître M. Merklen :

### OBSERVATION V (Inédite).

*Syphilis ancienne ; Leucocythémie consécutive.*

Barjouet, 49 ans, agent de police, entré le 21 octobre 1882, dans le service de M. Vulpian.

*Antécédents héréditaires.* — Mère morte à 63 ans d'une affection aiguë. Père de 78 ans, bien portant. Rien à signaler du côté des collatéraux.

*Antécédents personnels.* — Gourme du cuir chevelu dans l'enfance. De 26 à 29 ans, poussées d'eczéma à la face interne des cuisses et au pli du coude.

A 30 ans, chancre syphilitique du gland, suivi de plaques muqueuses buccales et gutturales. Traitement mercuriel de 3 mois, très énergique, repos de 3 mois; à ce moment, nouvelle poussée de plaques muqueuses à l'anus. Nouveau traitement de 3 mois à l'hôpital militaire. Le malade ne se rappelle pas avoir pris de l'iodure de potassium.

Mariage 6 ans après le début de sa syphilis, il n'a pu avoir d'enfants, alors que sa femme en avait eu un bien portant d'un premier lit.

Celle-ci, sans jamais avoir présenté aucune trace d'accidents primitifs ou secondaires est entrée l'an dernier à la Pitié dans le service de M. Peter, pour une laryngopathie grave datant de 18 mois et qui disparut complètement en 15 jours par les lavements d'iodure de potassium à la dose de 12 grammes par jour. Cette femme est actuellement bien portante.

Depuis 7 à 8 ans, le malade a toujours la diarrhée. Il y a 18 mois, ganglions volumineux à la nuque, sans aucun trouble de l'état général.

A la même époque deux placards de syphilides tuberculeuses en corymbes, encore appréciables aujourd'hui, l'un à la face antétérieure de la cuisse gauche, l'autre à la face externe de la jambe droite.

Le malade ne suivit alors aucun traitement. Il y a 10 mois, engorgement ganglionnaire dans l'aine gauche.

Il y a 8 mois, suppression absolue des érections et fluxion de poitrine du côté gauche qui dura 2 mois.

Au bout de ce temps, tous ses ganglions avaient pris un développement considérable. En même temps, il perdait ses forces et maigrissait. Malgré cela, il reprit son service de gardien de la paix et l'a continué jusqu'au jour de son entrée à l'hôpital, ne souffrant que d'un affaiblissement progressif et d'une dyspnée très grande au moindre effort.

*Etat actuel.* — Homme vigoureusement charpenté. Visage terreux. Appétit bien conservé.

L'attention est immédiatement attirée sur les masses ganglionnaires situées dans différentes régions. Dans la région cervicale, dans le triangle sus-claviculaire, dans les régions parotidiennes et sous-maxillaires, on trouve des chaînes de ganglions très volumineux, durs et indolents dont les plus petits sont gros comme une noisette et les plus gros comme un œuf de pigeon ; dans les aisselles, gros paquets ganglionnaires immédiatement en arrière du grand pectoral. Chaîne ganglionnaire entre le biceps et le triceps faisant suite aux ganglions épitrochléens ; dans les aines, ganglions énormes.

*Examen de la peau.* — Sur les bras, les cuisses et les jambes, éruptions maculeuses de couleur cuivrée, très prurigineuses, déjà en voie d'effacement. Aux deux endroits cités plus haut, deux placards de syphilides tuberculeuses en corymbe en voie d'extension.

Au niveau du hile du poumon gauche, respiration rude correspondant peut-être à la compression de la bronche par des ganglions hypertrophiés. Cœur hypertrophié. Bruit de galop à la pointe, et souffle systolique de la base. Radiales athéromateuses.

Œdème des membres inférieurs plus prononcé après la station et la marche. Foie augmenté de volume, non douloureux ; sa matité mesure 20 centimètres.

Rate très hypertrophiée et dure ; elle descend à quatre travers de doigt du pli de l'aine et déborde la ligne blanche de deux travers de doigt. Urines normales.

Très violente douleur rachialgique au niveau des régions lombaire et sacrée depuis 15 jours ; cette douleur n'existe que lorsque le malade est couché.

Vue normale ; testicules sains.

*Examen du sang pratiqué le* 25 *octobre.* — 1 globule blanc pour 8 rouges. Les globules blancs présentent des dimensions très minimes, pas plus grandes que celles des hématies.

*Traitement.* — Vin iodé, arséniate de soude et sirop de Gibert.

7 novembre. — On prescrit 1 centigr. de bromure de mercure ; la douleur rachialgique persiste plus vive que jamais et oblige le malade à passer la nuit dans un fauteuil.

15 novembre. — Disparition à peu près complète de cette douleur. L'état des ganglions est toujours le même.

19 novembre. — Nouvel examen du sang : 1 globule blanc pour 7 rouges.

20 novembre. — Gingivite et douleurs névralgiques occupant tout le côté droit de la face.

30 novembre. — Il s'est produit une diminution des chaînes ganglionnaires de l'aisselle et de l'aine et une amélioration de l'état général. Malheureusement, on est forcé de suspendre le bromure de mercure à cause de la stomatite. Chlorate de potasse.

3 décembre. — Œdème des membres inférieurs, ascite et forte dyspnée. Epanchement dans la plèvre gauche. Malade abattu et très pâle. Perte complète de l'appétit.

Le malade se lève néanmoins dans l'après-midi et s'assied

dans un fauteuil. Il meurt subitement vers 3 heures, probablement par syncope.

*Autopsie* (26 heures après la mort). — Ascite considérable. Liquide citrin, légèrement sanguinolent.

Foie : 3 kil. 750 gr. En examinant sa surface convexe, on constate l'existence de nombreux points blanchâtres, du volume d'un grain de mil, facilement visibles à travers la capsule. Ces grains très rapprochés donnent à la surface du foie un aspect granité tout spécial. Au niveau du bord inférieur, ils sont plus volumineux et quelques-uns même sont réunis entre eux. Même aspect sur une coupe où ces grains réunis forment des tractus blanchâtres limitant par leur réunion des espaces polygonaux qui semblent correspondre aux lobules hépatiques. Le foie, dans sa totalité, est plutôt pâle que congestionné et présente une teinte jaune paille uniforme. Bile d'aspect normal. Au niveau du hile, quelques ganglions altérés.

Rate : 3 kil. 200 gr., remarquable par sa forme multilobée. Adhérences et épaississement de la capsule, surtout à la partie supérieure. Consistance dure, compacte. Petits grains blanchâtres assez analogues à ceux du foie. A la coupe, coloration noire qui, au bout de quelques minutes, sous l'influence de l'air, devient semblable à de la chair musculaire. Grains blanchâtres du volume d'un grain de mil à un pois, quelques-uns forment des tractus paraissant correspondre au trajet des petits vaisseaux. Reins : 240 grammes, volumineux et pâles ; consistance dure ; légère diminution d'épaisseur de la substance corticale ; petit kyste à la surface du rein droit.

Intestin grêle : congestion de la muqueuse à la partie inférieure et développement des follicules clos sous forme de points isolés, blanchâtres. A l'union de l'iléon et du cœcum, large plaque saillante et blanchâtre qui n'est autre qu'une plaque de Peyer infiltrée. Les ganglions abdominaux sont fort développés, surtout le long de l'aorte abdominale. Les uns sont pâles et blanchâtres à la coupe, les autres présentent une forte congestion à leur surface et à la coupe. En général, la surface de section est uniforme, d'une consistance demi-molle et d'un aspect laiteux. Sur ceux qui sont congestionnés, petits points rouges correspondant à la section des vaisseaux. Ces ganglions, en certains points, sont adhérents à l'aorte et à la veine cave inférieure. Les ganglions inguinaux sont durs, presque cartilaginiformes.

Cœur dilaté : 510 grammes ; un peu d'adhérence des valvules mitrale et aortique, couleur feuille morte.

Ganglions : sur des coupes colorées par le picro-carminate d'ammoniaque, on constate que le ganglion est uniformément infiltré de cellules rondes très serrées. Cette infiltration n'est interrompue qu'au niveau des vaisseaux sanguins dans la cavité desquels on voit les mêmes globules blancs. Les substances corticale et médullaire ne sont plus distinctes. Après l'action du pinceau, le reticulum se voit plus développé qu'à l'état normal.

Rate : Etat fibreux de la capsule. Hypertrophie des corpuscules de Malpighi. Epaississement des trabécules du tissu réticulé.

Foie : à un grossissement faible, on voit sur des coupes colorées par le picro-carminate d'ammoniaque des ilôts rouges tranchant sur la coloration jaune du parenchyme. Ces ilôts sont constitués par des noyaux de lymphadénôme ainsi qu'on le reconnaît après l'action du pinceau. Les uns sont superficiels, les autres profonds ; les uns sont arrondis, les autres irréguliers forment des sortes de boyaux qui entourent complètement ou partiellement des ilôts du parenchyme hépatique.

Les capillaires intra-lobulaires sont distendus par des globules blancs et isolent les travées formées par les cellules hépatiques. Le lobule parait complètement dissocié par cette lésion. Pas d'altération appréciable de la cellule hépatique.

Intestin grêle : sur des coupes colorées avec le picro-carmin et mieux encore avec l'éosine hématoxylique, on constate que les villosités de la muqueuse sont uniformément infiltrées de cellules rondes et que d'autre part ces cellules plus serrées en certains points forment de petites nodosités très superficielles. Ces petites nodosités ressemblent à des follicules clos ayant subi la transformation lymphadénique. De petites infiltrations du même genre se retrouvent dans les parties profondes de la muqueuse.

Reins : distension de tous leurs capillaires par des globules blancs, disposition rendue très évidente par l'éosine hématoxylique.

Cœur : dilatation de tous les capillaires par des globules blancs ; en certains points, les leucocytes paraissent être sortis des vaisseaux et constituent de petits infarctus.

Cette observation est des plus intéressantes au point de vue anatomo-pathologique. Pour le moment nous n'appelerons l'attention que sur le fait de cette leucocythémie survenant chez un individu en puissance d'accidents syphilitiques. Si c'était là un fait isolé, on pourrait penser à une simple coïncidence entre les deux affections, mais nous avons vu que deux cas analogues, sont signalés par Isambert, et dans l'observation suivante de Mosler, il existe certainement entre les deux maladies une relation de cause à effet.

### OBSERVATION VI (Resumée).

*Syphilis et Leucémie*, Mosler, Berlin. *Klin. Wochenschrift*, 1864.

X..., menuisier, âgé de 36 ans. D'après Mosler, cet homme aurait eu deux chancres infectants, l'un en 1859, l'autre en 1861 ; la nature syphilitique du premier chancre nous paraît fort douteuse. En 1861, il eut à la suite de son second chancre des éruptions secondaires et de l'engorgement ganglionnaire ; les ganglions diminuèrent au commencement de 1862. En février de cette année, œdème des jambes et fatigue. En mars, nouvelle éruption qui diminua en mai, et apparition de ganglions dans les régions sous-maxillaires, cervicales, sus-claviculaires, axillaires et inguinales. Hypertrophie des ganglions sus-épitrochléens.

Rate volumineuse : sa matité mesure 17 centimètres.

Examen du sang : 1 globule blanc pour 7 rouges.

A la fin de juillet, vomissement, hémiplégie et délire. Mort dans le coma le 14 août.

Ordenstein a aussi émis l'idée d'une relation entre la Leucocythémie et la syphilis héréditaire. Le père d'un malade Leucocythémique ayant été atteint de syphilis constitutionnelle, ce fait le conduisit à prescrire au fils un traitement antisyphilitique. La liqueur de Van Swieten fut administrée pendant plusieurs mois avec un bénéfice surprenant, tout autre traitement antérieur ayant complètement échoué. Nous signalons seulement ce fait sans l'interpréter, ne sachant ni si le malade avait eu d'autres manifestations de syphilis héréditaire, ni ce qu'il est devenu par la suite.

## 6° Tuberculose et Leucocythémie.

Isambert cite deux cas de tuberculose pulmonaire ayant abouti à la Leucocythémie. M. A. Robin a communiqué à la Société médicale des hôpitaux le 22 juin 1883, une observation qui prouve que les rapports entre ces deux affections peuvent être plus étroits encore. Il s'agit d'un homme de 24 ans, qui mourut après avoir présenté tous les symptômes de la Leucocythémie : état du sang, hémorrhagies abondantes, hypertrophie des ganglions de la rate et du foie. A l'autopsie furent trouvées des lésions tuberculeuses de la rate à différents degrés, depuis la granulation jusqu'à la caverne, des tubercules dans les ganglions, les amygdales, les reins et les capsules surrenales, un foie graisseux et seulement un nodule caséeux au sommet du poumon droit.

Cette observation est très intéressante, non seulement au point de vue des rapports qui peuvent unir la tuberculose à la leucocythémie, mais parce qu'elle nous fait voir que cette maladie n'est pas due à une lésion unique, comme on l'avait cru jusqu'alors. Ce fait, tout isolé qu'il est, a donc une extrême importance. Quant à l'influence inverse de la Leucocythémie sur la tuberculose, elle a été signalée bien des fois ; on comprend en effet que cette cachexie favorise le développement de la tuberculose, surtout si elle atteint un individu prédisposé.

Nous n'insisterons pas sur les hémorrhagies antérieures, le rhumatisme, ni la fièvre typhoïde qui ont été relevés dans les antécédents des leucocythémiques, pas plus que sur les émotions, causes banales assignées à tant de maladies. Signalons seulement l'influence de la grossesse, cause déterminante relativement fréquente. Souvent dans ce dernier cas, la marche de l'affection est plus rapide.

Quelquefois enfin, c'est un état local qui irrite les ganglions correspondants ; à leur suite toute la chaîne ganglionnaire s'hypertrophie et les globules blancs apparaissent en excès dans le sang. Ces causes sont le coryza chronique, l'otorrhée et les amygdalites à répétition presque toujours d'origine scrofuleuse, les gingivites et la carie dentaire.

Telles sont les principales causes déterminantes de la Leucocythémie ; c'est en se livrant à un examen minutieux de chaque fait que l'on arrivera à diminuer considérablement le nombre des cas dits spontanés. Et en supposant que l'on trouve toujours une cause occasionnelle, il restera toujours un desideratum ; c'est de savoir quelle est la cause première de cette maladie, pourquoi en un mot se produit cette prolifération du tissu lymphatique dans les différents organes, et pourquoi de deux cas de lymphadénie en apparence semblables, le premier s'accompagnera d'une proportion exagérée des globules blancs du sang, tandis que dans le second la quantité de ces éléments ne variera pas.

---

## CHAPITRE III

# CONSIDÉRATIONS ANATOMO-PATHOLOGIQUES & CLINIQUES

### SUR LA LEUCOCYTHÉMIE

---

Notre intention n'est pas de faire ici une description complète de cette maladie, mais seulement d'insister sur quelques faits nouveaux que nous avons pu observer nous-même ou recueillir dans les auteurs.

Les manifestations essentielles de la Leucocythémie sont de deux ordres : augmentation numérique des globules blancs du sang, production de tissu lymphoïde au sein des différents organes.

## 1° Du sang des Leucocythémiques

Les globules blancs que l'on y rencontre sont des globulins ou des globules vrais. Virchow avait rattaché les premiers à la leucémie d'origine ganglionnaire, les seconds à la leucémie d'origine splénique. Nous avons vu que cette opinion ne saurait être acceptée.

De plus Erb, Klebs, Neumann ont signalé la présence de globules rouges à noyau dans le sang des leucocythémiques. Ce sont là des éléments de transition entre les globules blancs et les hématies. Notre collègue Giraudeau a retrouvé ces mêmes éléments dans le sang d'un malade qui était soigné à l'hôpital St-Antoine, mais comme ils existaient en bien plus grande abondance dans la moelle osseuse et dans la rate, il en a conclu qu'ils avaient dû prendre leur origine dans ces deux organes et qu'ils avaient passé de là dans le sang consécutivement. Il est permis de penser que la même chose se passe pour les globules blancs, qui seraient alors formés en trop grande abondance dans les organes lymphoïdes, d'où ils se répandraient dans le sang. C'est là l'opinion généralement admise ; toutefois, nous avons vu que Variot n'est pas de cet avis, et pour lui, les lésions viscérales n'ont qu'une influence médiate sur la leucocytose en altérant profondément la composition du plasma.

Giraudeau a trouvé d'autres éléments dans la moëlle la rate et le liquide sanguin du même malade. C'étaient des granulations réfringentes, réfractaires à tout procédé de coloration et à l'acide osmique ; elles n'étaient pas cristallisées et ne se dissolvaient pas dans l'acide acétique, caractères qui les différencient d'avec la tyrosine et la cholestérine.

La nature de ces granulations est en somme complètement inconnue; elles sont différentes aussi de ces cristaux octaedriques trouvés par MM. Charcot et Vulpian dans le sang, le foie et la rate d'un leucémique, cristaux très solubles dans l'acide acétique.

## 2o Lymphômes du foie

Quant au tissu lymphoïde, il peut se développer non seulement là où existe, à l'état normal, le tissu adénoïde, mais même dans des organes qui n'en contiennent pa normalement, le foie, la peau, les reins par exemple. Nous avons un fort bel exemple de cette hétérotopie dans notre observation V, où nous voyons les lymphômes siéger en plus grande abondance dans le foie que partout ailleurs. Cet organe en était positivement criblé, et nous avons vu que, en certains points, ils formaient de petites tumeurs assez régulières, tandis qu'en beaucoup d'endroits ils affectaient une disposition assez particulière, formant des sortes de boyaux polygonaux qui entouraient complètement des îlots de parenchyme hépatique. Si ces lymphômes n'existaient que dans les cas de leucémie, on pourrait, pour expliquer leur formation, admettre qu'il y a d'abord une véritable apoplexie de globules blancs et que le réticulum ne se développe que consécutivement pour englober ces globules. Ne savons-nous pas en effet que dans la Leucocythémie ces apoplexies sont rendues très fréquentes par le fait de la distension des capillaires et du ralentissement de la circulation dans ces petits vaisseaux? Il est possible que tel soit leur mode de production dans certains cas; mais comme ces lymphômes apparaissent aussi dans l'adénie sans Leucocythémie, il faut admettre qu'ils sont dûs le plus souvent à l'hyperplasie du tissu conjonctif interstitiel; nous avons vu que, d'après M. Cornil, les cellules du tissu conjonctif reviennent à l'état embryonnaire et que parmi ces cellules nouvellement formées les unes poussent des prolongements pour devenir le réticulum, tandis que les autres deviennent des cellules lymphatiques.

Les lymphômes du foie, en dehors de l'augmentation de volume de l'organe, ne semblent pas présenter de symptômes spéciaux. Peut-être cependant faut-il leur attribuer en partie l'ascite si considérable qui s'est produite dans notre observation. En dehors de l'état cachectique qui prédispose aux hydropisies, il est certain en effet que ces lymphômes, situés précisément dans les espaces conjonctifs, doivent apporter une grande gêne dans la circulation porte.

Nous appellerons aussi l'attention sur l'état du cœur chez le même malade; les petits vaisseaux de ce muscle étaient gorgés de globules blancs, et ces globules avaient fait irruption hors des vaisseaux en différents endroits pour constituer de petits infarctus. Ces infarctus de globules blancs dans le tissu cardiaque ont été rarement signalés; ils ne donnent lieu d'ailleurs à aucun symptôme spécial pendant la vie.

## 3° Lymphadénie cutanée dans la Leucocythémie.

Comme le foie, la peau peut être le siège de productions lymphoïdes, bien que le tissu adénoïde n'entre pas dans sa structure. Nous avons peu de chose à en dire, n'ayant pas été assez heureux pour en observer, et cette manifestation ayant déjà été étudiée longuement par plusieurs auteurs. Nous désirons seulement appeler l'attention sur deux faits nouveaux dont s'est enrichie la science dans ces dernières années.

La lymphadénie cutanée ou mycosis fongoïde est une affection rare; les premières descriptions cliniques en sont dues à Alibert, Bazin et Gillot. Ranvier démontra le premier sa constitution anatomique et le rattacha à la lymphadénie. Depuis, Landouzy et Debove en ont communiqué chacun une observation : l'une à la Société de biologie, l'autre à la Société anatomique; Demange, dans sa thèse, en publia un nouveau cas et en fit une étude d'ensemble. Depuis cette thèse, six nouvelles observations ont été publiées, et recueillies par Galliard dans les *Annales de Dermatologie*, de 1882. Enfin on en voit de temps en temps un cas à l'hôpital Saint-Louis, et l'an dernier il y en avait un dans le service de M. le professeur Fournier. L'éruption mycosique est caractérisée par des productions ayant la forme de tomates et quelquefois la coloration de cette plante, d'autres fois d'une coloration moins vive. Elles peuvent disparaître complètement sans laisser de cicatrices, ou finissent par s'ulcérer.

Elle est précédée d'éruptions diverses pendant plusieurs années, éruptions congestives, lichénoïdes, eczémateuses, plaques indurées, d'un rouge brun, ulcérations cutanées et cicatrices. Elles aboutissent à l'éruption mycosique; enfin, au bout de quelques années survient la cachexie terminale.

Dans toutes les observations, le mycosis existait seul ou accompagnait l'adénie; mais jamais on n'avait pu constater de Leucocythémie concomitante. Cette lacune vient d'être comblée par le Dr Fabre de Commentry, qui a eu la bonne fortune d'en observer un fait, lequel a été publié dans la *Gazette médicale* de 1884.

### OBSERVATION VII (Résumée). — Fabre de Commentry.

*Mycosis fongoïde et Leucocythémie.*

Antoine G..., âgé de 54 ans.

*Antécédents héréditaires* — Père mort d'accident. Mère morte à 84 ans. Frères et sœurs bien portants.

*Antécédents personnels.* — Pas de syphilis. Pas d'excès alcooliques.

A 34 ans, fièvre typhoïde. A 37 ans, hémorrhagie cérébrale.

A partir de ce moment, diminution de la mémoire et perte des forces. Mauvaise hygiène, habitation malsaine.

A 44 ans, éruptions cutanées de nature congestive, fugaces, accompagnées de cuisson, d'insomnie et d'inappétence.

A 48 ans, démangeaisons très vives et ulcérations de la jambe droite, se cicatrisant à un endroit pour reparaître à côté. Sueurs abondantes.

A 53 ans, plaques indurées et 3 tumeurs mycosiques, 2 à la nuque et la troisième sous l'omoplate du côté droit, qui ont disparu sans laisser de traces.

Etat actuel : Tumeur à la région lombaire du côté gauche, datant de 6 mois, grosse comme une noix.

Etat de la peau : Papules lichénoïdes surtout à la face antérieure du tronc. Vésicules un peu rouges, disséminées. Plaques d'eczéma à diverses périodes. Macules d'un brun rougeâtre éparses sur le corps. Plaques indurées d'un rouge bronzé, plaques crustacées ou ulcérées. Petites squames rappelant celles du pityriasis rubra.

3 tumeurs mamelonnées ; la première aux lombes, signalée plus haut et ulcérée depuis une quinzaine, molle, de couleur rosée, indolore, du volume d'un petit œuf de poule, sécrétant un liquide ichoreux, brun, presque sans odeur. Lès deux autres siègent à l'épaule droite; elles ont une surface grenue et suintante.

Les ganglions et la rate ne sont pas hypertrophiés.

Etat du sang : 3,400,000 globules rouges par millimètre cube, 1 globule blanc pour 125 à 150 globules rouges, c'est-à-dire, 3 fois plus qu'à l'état normal.

Pas d'albumine dans l'urine.

Abolition des fonctions génésiques depuis plus de 4 ans.

Intelligence obtuse. Mémoire hésitante.

De 25 à 35 fois par minute, mouvement d'extension de la main droite ressemblant à une secousse électrique.

Le 1er novembre 1879, ablation de la grosse tumeur qui siégeait au-dessous de l'angle de l'omoplate. Cette tumeur fut examinée au microscope, par M. Ranvier, qui lui reconnut tous les caractères du tissu adénoïde.

Un lapin fut inoculé sans succès avec le suc des tumeurs mycosiques.

Traitement tonique et 1 à 2 grammes d'iodure de potassium. Amélioration.

Le 7 décembre, deuxième examen du sang : 3,800,000 globules rouges par millimètre cube. Un globule blanc pour 175 à 200 globules rouges.

Le 10 décembre, mort subite, probablement par hémorrhagie cérébrale. Pas d'autopsie.

Cette observation est fort intéressante en ce qu'elle montre la coïncidence de la leucémie avec des tumeurs mycosiques et la longue durée des éruptions prémonitoires qui se succédèrent pendant 9 ans avant l'apparition des trois premières tumeurs.

Le plus souvent, ces tumeurs sont assez nombreuses, disséminées sur toute la surface du corps. Dans le cas précédent il n'y en a eu que six, et les trois premières se sont résorbées. Notre collègue Valude a publié une observation d'une seule tumeur lymphadénique de la peau. Elle s'était développée chez un enfant non scrofuleux, à l'entrée du conduit auditif externe du côté gauche ; du volume d'une fève, elle était lisse, rosée et largement pédiculée. M. de Saint-Germain en fit l'ablation en un tour de pince ; le diagnostic fut fait par l'examen microscopique qui prouva qu'on était en présence d'une tumeur lymphadénique. L'état général de l'enfant était excellent; mais il reste à savoir si plus tard d'autres tumeurs mycosiques n'apparaîtront pas en d'autres points pour aboutir à la cachexie habituelle. La lymphadénie cutanée a, en effet, une durée excessivement longue ; les faits ne sont pas rares où elle a mis dix à douze ans à évoluer, en tout cas elle n'a jamais duré moins de trois ans.

## 4° Lymphadénie intestinale.

Les cas de lymphadénie intestinale accompagnant la leucémie ne sont pas communs. C'est ainsi que Demange, sur 9 observations, n'en cite qu'un exemple, celui de Bœttcher, où avec la leucémie existaient des productions lymphadéniques dans l'intestin, le foie et les reins. Depuis nous n'avons pu trouver qu'un petit nombre de faits analogues.

Dans notre observation V, la lymphadénie de l'intestin était caractérisée par des points isolés, blanchâtres dûs à l'hypertrophie des follicules clos et par une large plaque saillante à l'union de l'iléon avec le cœcum ; cette plaque n'est autre chose qu'une plaque de Peyer infiltrée ; le microscope nous a montré des nodosités formées par du tissu lymphadénique et les villosités elles-mêmes infiltrées de cellules lymphatiques ; enfin quelques nodosités étaient si superficielles qu'elles paraissaient prêtes à se rompre.

Tels sont en effet les trois degrés de la lymphadénie intestinale : à un premier degré on trouve une infiltration simple de la muqueuse qui apparaît alors plus ou moins épaissie ; à un second degré, il y a production de tumeurs aux dépens des follicules et même du tissu adénoïde intermédiaire. Ces tumeurs peuvent acquérir un volume considérable, enfin à untroisième degré se produisent des ulcérations plus ou moins étendues, irrégulières et à bords déchiquetés.

Les symptômes de cette manifestation sont des plus obscurs ; dans notre observation, le malade avait bien de la diarrhée, mais cette diarrhée remontait à sept ou huit ans, et il est bien certain que la lésion de l'intestin ne remontait pas à une époque aussi éloignée. Quoiqu'il en soit, la diarrhée constitue le principal symptôme, quelquefois s'y ajoutent des hémorrhagies intestinales, ou bien des symptômes d'occlusion intestinale apparaissent, lorsque la tumeur, par son développement trop considérable, vient à rétrécir le calibre de l'intestin ou à comprimer une anse voisine de cet intestin.

## 5° Des lésions osseuses de la Leucocythémie.

La production exagérée du tissu lymphatique peut porter sur les os, comme sur beaucoup d'autres organes : Nous avons vu, en effet, que la moelle osseuse contient à l'état normal des cellules absolument semblables aux cellules lymphatiques ; que ces cellules viennent à proliférer et à s'entourer d'un reticulum, voilà la lésion constituée ; c'est donc sur la moelle que portent les principales altérations osseuses. Ranvier en traça la première description en 1867 ; après lui Neumann regarda cette lésion comme devant être très fréquente dans la Leucocythémie, ce qui le conduisit à en faire une forme particulière de la maladie, la leucémie myélogène. Le plus souvent, il y a leucocytose concomitante, pourtant elle n'est pas constante et Neumann a commis une erreur en subordonnant toujours la Leucocythémie à la lésion médullaire. On ne sait pas pourquoi dans la leucémie, la moelle osseuse est tantôt atteinte et tantôt respectée. On a signalé les traumatismes portant sur les os comme étant parfois la cause de la Leucocythémie ; or, même dans de telles conditions, la substance médullaire peut être respectée; chez notre malade de l'observation I, la maladie s'était développée peu de temps après une chute grave sur le crâne et cependant la moelle osseuse n'était le siège d'aucune altération notable.

Lorsque cette altération existe, la coupe des épiphyses est marbrée de teintes rouges et grises; dans la diaphyse la moelle est d'une coloration jaune ou rougeâtre en certains points; presque partout elle est grise et diffluente, la partie interne de la substance compacte de la diaphyse est raréfiée. Jusqu'ici on n'a pas signalé de symptômes propres à la leucémie myélogène; sa description rentre dans le tableau général de la Leucocythémie.

Outre cette altération de la substance médullaire, les os eux-mêmes sont parfois lésés dans leur substance compacte. Nous venons de voir que le tissu osseux compacte de la diaphyse est assez souvent raréfié à sa face interne.

Dans notre observation I, où la moelle était saine, le tissu compacte des os du crâne était le siège d'une ostéite raréfiante très étendue; la surface externe des os de la voûte du crâne, au lieu d'être lisse comme à l'état normal, était irrégulière. La partie la plus superficielle de la table externe avait été usée en beaucoup d'endroits, principalement au niveau des régions pariétales; l'usure correspondait à un vaste épanchement sanguin qui s'était produit à la surface de ces os, et nous pensons que cet épanchement avait été la cause déterminante de l'ostéite raréfiante. Sur la table interne, il y avait aussi une partie déprimée grande comme une pièce de 2 francs et qui correspondait à une infiltration sanguine de même étendue produite dans l'épaisseur de la dure-mère. On dirait que la cachexie leucocythémique imprime au tissu osseux un manque de vitalité qui le fait se résorber sous l'influence de causes en apparence insignifiantes. Bally signale dans sa thèse un cas de Leucémie où il y avait de l'ostéité raréfiante des côtes, du corps des vertèbres, de la diaphyse tibiale et surtout du sternum dont la lame compacte était réduite à une mince lamelle.

Puisqu'il en est ainsi, il est probable que les fractures qui surviennent chez les leucocythémiques doivent se consolider fort lentement. C'est du reste ce qui arrive dans les autres cachexies. Mais nous n'avons pas pu relever des observations concernant cette partie de la question et nous n'avons pas trouvé de travail d'ensemble sur ce sujet.

## 6° Des urines chez les Leucocythémiques.

La sécrétion est généralement normale au début, parfois même elle est augmentée, mais elle diminue vers la fin de la maladie. La proportion de l'urée est natablement abaissée tandis que l'acide urique et les urates subissent une augmentation assez considérable. Notre collègue Giraudeau a repris cette question au point de vue de l'acide urique ; il a dosé à différentes reprises l'acide urique du malade qu'il a eu occasion de suivre pendant quelque temps à l'hôpital Saint-Antoine, et il a constaté que c'est seulement à partir du moment où le malade est devenu cachectique que l'acide urique a singulièrement augmenté, atteignant la proportion énorme de 2 gr. 25, dans les 24 heures. Il semble qu'à ce moment il y ait arrêt de l'oxydation, les combustions n'étant plus assez actives pour aboutir à la formation de l'urée. Virchow et Ranke ont prétendu que cette production d'acide urique en excès était due à l'hypertrophie de la rate ; s'il est vrai que l'acide urique n'augmente qu'à la période cachectique, cette théorie ne saurait être acceptée, puisque la rate est aussi bien hypertrophiée dès le début de la maladie. Les matières extractives sont diminuées ou même absentes. Quant à la présence de l'hypoxanthine, elle a été constatée par les uns, niée par les autres ; de nouvelles recherches sont nécessaires sur ce point.

La glycosurie ne n'est jamais vue chez les leucémiques. Au contraire l'albuminurie n'est pas très rare, Isambert la mentionne 7 fois sur 73 cas ; le ralentissement de la circulation et la dégénérescence secondaire des épithéliums rénaux expliquent bien le mécanisme de sa production. Enfin, on observe parfois dans cette maladie des hémorrhagies rénales. Nous aurions désiré étudier les variations de la sécrétion urinaire et des principaux matériaux de l'urine chez le malade de notre observation I ; malheureusement les complications pleuro-pulmonaires et la fièvre survenues chez lui si rapidement nous en ont empêché.

## 7° Surdité et lésions de l'oreille.

Dans 7 cas sur 73 (Isambert), on a constaté de la dureté de l'ouïe et même de la surdité à une époque plus ou moins avancée. Voilà le fait qui, on le voit, est assez fréquent ; quant aux lésions de l'oreillle qui lui donnent naissance, elles n'ont pas été recherchées jusque-là.

Habituellement la surdité survient progressivement. Dans un fait de Mosler elle fut subite et complète à la suite d'une épistaxis abondante, et l'auteur l'attribue à une hémorrhagie de l'appareil auditif; le fait est possible, mais il n'y a pas eu de preuve anatomique.

Dans notre observation I, la surdité est survenue progressivement,plus marquée du côté droit. Lorsqu'on adressait la parole au malade, il présentait instinctivement son côté gauche pour mieux entendre. Chez lui ce symptôme était apparu seulement un mois avant son entrée et il était porté à un degré assez notable quand nous l'avons examiné pour la première fois.

A l'autopsie,nous avons pratiqué de chaque côté une section du rocher parallèle à l'oreille moyenne ; et nous avons trouvé dans les deux caisses un magma épais et jaunâtre qui,vu au microscope,était uniquement constitué par des globules de pus. Il n'y avait pas de perforation du tympan. Du côté droit, la suppuration se prolongeait jusque dans la trompe d'Estache, les osselets avaient perdu leurs rapports et l'étrier était détruit.

A gauche, la suppuration était limitée à la caisse et les rapports des osselets entre eux étaient encore conservés. Le conduit auditif externe était sain des deux côtés. En résumé, chez notre malade, la surdité résultait d'une otite moyenne suppurée beaucoup plus prononcée du côté droit où elle avait détruit les muscles et les ligaments qui font mouvoir les osselets et les unissent entre eux. Trouvera-t-on toujours cette même lésion dans les cas analogues? Il est possible que non; l'altération de l'ouïe n'est peut-être due, dans certains cas, qu'à une sorte d'épuisement nerveux résultant de la grande faiblesse de ces malades. En outre, Gerlach a découvert dans la muqueuse des trompes d'Eustache un nombre considérable de follicules clos qui, sans être aussi gros que les glandes closes du voile du palais, occupent cependant toute l'épaisseur de la membrane muqueuse; il n'y aurait rien d'étonnant à ce que ces éléments vinssent à s'hypertrophier dans certains cas de lymphadénie, et fussent une cause de surdité par suite de l'oblitération de la trompe. En tout cas, la seule chose actuellement prouvée, c'est que l'altération de l'ouïe est résultée, dans notre cas, d'une suppuration des deux oreilles moyennes. Il est à souhaiter que l'on fasse un examen attentif de l'organe de l'ouïe quand ce sens aura été altéré pendant la vie chez un leucocythémique; il est probable que dans ces cas on se trouvera en présence de lésions qui varieront d'un individu à un autre. Quoi qu'il en soit, cette otite suppurée est un fait assez remarquable, étant donné le peu de tendance à la suppuration que présentent les malades leucocythémiques.

## 8o Des Hémorrhagies chez les Leucémiques et en particulier des Hémorrhagies cutanées.

Outre les éruptions diverses congestives, lichénoïdes et eczémateuses, dont la peau peut être le siège dans la Leucocythémie, elle est bien plus souvent encore le siège d'hémorrhagies. Les plus fréquentes sont les taches purpuriques; M. Vidal, il est vrai, n'en mentionne pas un seul cas dans son mémoire; Isambert, au contraire, les a rencontrées très fréquemment, et depuis elles sont signalées dans un grand nombre d'observations ; elles sont de dimensions fort variables ; les unes, très petites, ressemblent à des piqûres de puces ; d'autres, plus grandes, sont arrondies ou irrégulières comme forme. Leur diagnostic est généralement facile ; cependant lorsqu'on les voit pour la première fois, alors qu'elles existent depuis quelque temps déjà, elles subissent certains changements de coloration qui pourraient faire hésiter sur leur nature ; chez le malade de notre première observation, les macules disséminées au devant du tronc avaient une couleur absolument cuivrée qui les faisait ressembler, à s'y méprendre, à certaines syphylides.

Chez le même malade, outre ce purpura, il existait de véritables tumeurs, au nombre de trois, situées : l'une au devant de l'articulation sterno-claviculaire du côté droit, l'autre à la partie supéro-interne de la jambe droite, la troisième dans la région dorsale. Ces tumeurs avaient une coloration lie de vin, et faisaient une légère saillie. Situées dans l'épaisseur de la peau que l'on ne pouvait plisser au-devant d'elles, elles glissaient facilement sur les parties profondes. Au début, elles étaient grosses comme un petit œuf de poule, mais dans les derniers jours, elles avaient subi une réduction de volume telle, qu'elles n'étaient guère plus grosses qu'un pois.

Enfin leur consistance était ferme. L'examen microscopique nous a fait voir qu'elles étaient constituées par une grande quantité de globules sanguins, infiltrés dans les couches profondes du derme, mais n'empiétant pas sur le tissu cellulaire sous-cutané. Ces tumeurs hémorrhagiques de la peau doivent être très rares dans la Leucocythémie, car nous ne les avons trouvées mentionnées dans aucune observation.

On comprend que le sang ait plus de tendance à s'épancher dans le tissu sous-cutané, ou sous-aponévrotique, tissu lâche dans lequel l'hémorrhagie peut prendre de grandes proportions, vu la faible résistance qu'il lui oppose. On cite en effet des cas de thrombus remplissant toute l'aisselle, d'autres dépassant l'aisselle pour empiéter sur la région du dos et de l'omoplate. Chez notre malade l'infiltration sanguine du tissu cellulaire sous-épicrânien était considérable occupant toute la voûte du crâne du côté droit et la région pariétale du côté opposé.

Les autres hémorrhagies sont fréquentes chez les leucémiques, mais n'offrent rien de particulier à signaler. La plus fréquente de beaucoup est l'épistaxis, puis viennent les hémorrhagies gingivales et intestinales. Signalons aussi celles qui siègent dans l'épaisseur des paupières et dans le tissu cellulaire sous-conjonctival. Ces hémorrhagies aggravent le pronostic de l'affection soit par l'épuisement qu'elles produisent, soit en frappant un organe indispensable à la vie, comme le cerveau. Elles sont parfois si abondantes et si variées qu'on en a fait une forme à part de la Leucocythémie : la forme hémorrhagique.

# CONCLUSIONS

1° On ne peut admettre que la scrofule et la malaria soient sans rapport avec la Leucocythémie ; elles en sont parfois une cause déterminante. Il en est de même du traumatisme, de l'alcoolisme et, plus rarement, de la syphilis.

2° Outre les altérations lymphadéniques de la moelle des os, le tissu osseux compact est assez souvent, dans cette maladie, atteint d'ostéite raréfiante.

3° La surdité n'est pas rare chez les leucocythémiques, elle était due, dans notre observation à une otite moyenne suppurée. Il est probable qu'elle peut dépendre d'autres lésions, mais on ne saurait l'affirmer, vu l'absence de tout examen anatomique dans de telles conditions.

4° On peut observer, dans le cours de la leucémie, des hémorrhagies formant tumeur et ayant pour siège le derme lui-même ; mais c'est là un fait exceptionnel.

# INDEX BIBLIOGRAPHIQUE

Bally. -- Thèse de Paris, 1875 : *Sur la Leucocythémie.*

Broadbent. — *Traitement de la Leucocythémie par le phosphore; Lancet*, 1876.

De Chappelle. — Thèse de Paris, 1880 : *Des rapports de la Leucocythémie avec le traumatisme.*

Cornil et Ranvier. — *Anatomie pathologique.*

Delrieu. — Thèse de Paris, 1879 : *Sur trois cas de Leucocythémie.*

Demange. — Thèse de Paris, 1874 : *Etude sur la Lymphadénie, ses diverses formes et ses rapports avec les autres diathèses.*

Fabre (de Commentry.) — *Gazelte médicale*, 1884 : *Mycosis fongoïde et Leucocythémie.*

Giraudeau. — *Archives de Physiologie*, 1884 : *Sur un cas de Leucocythémie splénique.*

Hayem. — *Archives de Physiologie*, 1883 : *Sur les globules rouges, à noyau, trouvés dans le sang des leucocythémiques.*

Isambert. — *Dictionnaire encyclopédique des sciences médicales*, article : *Leucocythémie.*

Jaccoud et Labadie-Lagrave. — *Dictionnaire de Médecine et de Chirurgie pratiques*, article : *Leucocythémie.*

Kœlsch. — *Archives de Physiologie*, 1876 : *Anatomie pathologique des maladies palustres endémiques.*

Mosler. — Berlin. Klin. Wochenschrift, 1864 : *Syphilis et Leucémie.*

Mosler. — *Virchow's Archiv*, 1872 : *Etiologie de la Leucémie.*

Neumann. — Berlin, Klin. Wochenschrift, 1878 : *Leucémie myélogène.*

Ollivier et Ranvier. — *Comptes rendus de la Société de biologie*, 1877 ; *Observations pour servir à l'histoire de la Leucocythémie et à la pathologie des hémorrhagies et des thromboses qui surviennent dans cette affection.*

Ollivier. — *Union médicale*, 1877, nos 26, 27 et 29 : *Alcool comme étiologie de la Leucémio.*

Ranvier. — *Journal de l'Anatomie et de la Physiologie*, 1867 : *Note sur un cas de tumeur lymphatique des os.*

Ranvier. — *Technique d'histologie.*

Albert Robin. — Société médicale des hôpitaux, 22 juin 1883 : *Tuberculose et Leucocythémie.*

Terrier. — *Eléments de Pathologie chirurgicale générale.*

Valude. — *Revue mensuelle des maladies de l'enfance*, juin 1884 : *Note sur un cas de Lymphadénie cutanée limitée.*

Variot. — Thèse de Paris, 1882 : *Rôle pathogénique des lésions viscérales dans la Leucocythémie.*

Vidal. — *Gazette hebdomadaire*, 1856 : *De la Leucocythémie splénique.*

Le Mans — Imp A. Drouin, 5, rue du Porc-Epic.

www.ingramcontent.com/pod-product-compliance
Ingram Content Group UK Ltd.
Pitfield, Milton Keynes, MK11 3LW, UK
UKHW020214200726
13856UKWH00004B/1376